LIMPIEZA HEPÁTICA PARA PRINCIPIANTES

ESTRATEGIAS COMPROBADAS PARA ACELERAR
EL METABOLISMO, DESINTOXICACIÓN
PROFUNDA Y MEJORA DEL BIENESTAR
GENERAL

CHRISTINA ARDIANI

EDICIONES ARDIANI

ÍNDICE

Título del Libro: **Limpieza Hepática para Principiantes: Estrategias Comprobadas para Acelerar el Metabolismo, Desintoxicación Profunda y Mejora del Bienestar General**

Autor: **Christina Ardiani**

Edición: **Primera Edición, 2024**

© 2024 Ediciones Ardiani

Este libro es una obra de no ficción basada en la investigación y experiencias del autor en el ámbito del ayuno intermitente y bienestar general. Aunque se ha realizado un gran esfuerzo para asegurar la precisión de la información contenida en esta publicación, el autor y el editor no asumen responsabilidad por errores, omisiones o interpretaciones diferentes.

Esta publicación está diseñada para proporcionar información sobre el tema tratado. Se vende con el entendimiento de que el editor y el autor no están comprometidos en ofrecer servicios profesionales de salud o asesoramiento médico. Si se requiere asesoramiento médico, nutricional o de otro tipo de expertos, se debe buscar el servicio de un profesional competente.

Editorial: Ediciones Ardiani

ISBN: 978-1-956570-52-6

ACERCA DEL AUTOR

¿Por qué deberías escuchar lo que tengo que decir?

Permíteme presentarme: soy Christina Ardiani, una apasionada experta en salud y nutrición. Mi camino hacia este campo no fue solo por interés académico; fue una verdadera vocación. Me dedico a transformar vidas, guiando a las personas a comprender y armonizar su cuerpo y mente. Creo firmemente en la máxima de 'mente sana en cuerpo sano'.

Para mí, el cuerpo es un templo sagrado, y su cuidado es esencial para liberar el potencial pleno de nuestra mente. Cada libro que escribo es un pedazo de mi alma, una porción de los conocimientos y experiencias acumuladas a lo largo de mi carrera, todo con el objetivo de iluminar tu camino hacia tus metas de salud y bienestar.

¡Así que vamos allá! Prepárate para embarcarte en un viaje transformador hacia una vida más sana y plena

Christina Ardiani

INTRODUCCIÓN

Bienvenido a una travesía transformadora hacia el bienestar y la salud óptima. Este libro no es solo una guía, sino un compañero en su camino hacia una vida más plena y saludable. Al abrir estas páginas, te embarcas en un viaje de descubrimiento, donde el ayuno intermitente y la limpieza hepática se convierten en herramientas poderosas para rejuvenecer tu cuerpo y revitalizar tu mente.

La limpieza hepática emerge como un aliado crucial. Tu hígado, ese laboratorio químico incansable, es el centro de desintoxicación de tu cuerpo. En el mundo contemporáneo, está constantemente expuesto a toxinas y estrés. Aquí aprenderás cómo apoyarlo, cómo limpiarlo y cómo mantenerlo sano, lo que se refleja en una mejora general de tu salud y bienestar.

Este libro te guiará a través de cada paso, desde los conceptos básicos hasta las estrategias avanzadas, respaldado por la ciencia y enriquecido con experiencias personales. Te invitamos a leer con una mente abierta y un corazón dispuesto a aprender y a cambiar.

No se trata solo de seguir una dieta; es un acto de amor propio y respeto hacia tu cuerpo. Al final de este viaje, no solo habrás transformado tu físico, sino que también habrás adquirido un conocimiento invaluable sobre cómo vivir de manera más saludable y consciente.

Te felicitamos por dar este valiente primer paso. Ahora, sumérgete en estas páginas y comienza a forjar tu camino hacia una vida más sana y vigorosa.

¡SÉ PARTE DE LA COMUNIDAD!

¡Hola, querido lector! Soy Christina Ardiani, y me gustaría extenderte una invitación muy especial. Al unirte a nuestra lista de correo electrónico, no solo te mantendrás al día con los últimos consejos y estrategias sobre el Ayuno Intermitente, sino que también recibirás beneficios y bonificaciones exclusivas diseñadas solo para nuestros suscriptores. Aquí:

Hazte parte de la comunidad aquí

Y eso no es todo: como agradecimiento por tu apoyo y

confianza, te regalaré mi "Guía de 30 Días" sobre Ayuno Inter-mitente para Principiantes, disponible al final de este libro.

Esta guía es el complemento perfecto para el libro que tienes en tus manos y te ayudará a implementar de manera práctica y efectiva todo lo que estás aprendiendo. Únete a nuestra comunidad y comienza tu viaje hacia un estilo de vida más saludable y equilibrado. ¡Te espero con los brazos abiertos!

Advertencia de Descargo de Responsabilidad

Antes de sumergirse en el contenido de este libro, es crucial entender que la información proporcionada aquí tiene fines educativos y no pretende sustituir el consejo, diagnóstico o tratamiento médico profesional. Aunque el ayuno intermitente y las prácticas de limpieza hepática han demostrado ser beneficiosos para muchas personas, es importante reconocer que cada individuo es único, y lo que funciona para uno puede no ser adecuado para otro.

Como autor, mi objetivo es compartir conocimientos y experiencias relacionadas con el ayuno intermitente y la limpieza hepática, proporcionando una guía general basada en investigaciones y prácticas comprobadas. Sin embargo, no soy médico ni profesional de la salud, y la información presentada en este libro no debe interpretarse como asesoramiento médico personalizado.

Se insta a los lectores a consultar con un médico o profesional de la salud calificado antes de comenzar cualquier nueva dieta, régimen de ayuno o programa de limpieza hepática, especialmente si tienen condiciones médicas preexistentes, están embarazadas, amamantando, tomando medicamentos, o tienen preocupaciones específicas de salud.

El lector asume la responsabilidad total por cualquier riesgo asociado con la implementación de las prácticas discutidas en este libro. Ni el autor ni el editor se hacen responsables de posibles consecuencias derivadas del uso, abuso o malinterpretación de la información contenida aquí.

Al continuar con la lectura y aplicar las prácticas descritas en este libro, usted, como lector, acepta esta responsabilidad y reconoce que cualquier cambio en su dieta y estilo de vida debe hacerse con precaución y bajo supervisión profesional.

Comencemos

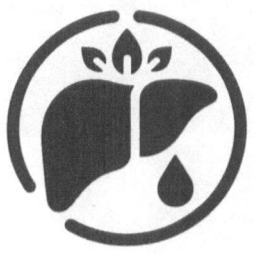

La Limpieza Hepática

1

FUNDAMENTOS DE LA LIMPIEZA HEPÁTICA

L a limpieza hepática es un concepto que se ha popularizado en el campo de la salud y el bienestar. Se centra en apoyar y mejorar la función del hígado, un órgano vital con numerosas responsabilidades en el cuerpo, incluyendo la desintoxicación, la síntesis de proteínas y la producción de químicos necesarios para la digestión.

Importancia del Hígado en la Salud General

El hígado juega un papel crucial en el mantenimiento de la salud general. Como principal órgano de desintoxicación, procesa y elimina toxinas y desechos del cuerpo. Además, desempeña un papel esencial en el metabolismo de los nutrientes, la gestión de las reservas de energía, la producción de bilis para la digestión de las grasas y el mantenimiento de niveles adecuados de glucosa en la sangre.

Principios de la Limpieza Hepática

Reducción de la Carga Tóxica: La idea detrás de la limpieza hepática es reducir la carga tóxica en el hígado. Esto se logra minimizando la exposición a toxinas dietéticas y ambientales y aumentando la ingesta de alimentos que apoyan las funciones hepáticas.

ALIMENTACIÓN PARA EL SOPORTE HEPÁTICO: Los alimentos que son beneficiosos para la salud del hígado incluyen aquellos ricos en antioxidantes, vitaminas (especialmente vitaminas B y C), minerales y fibra. Ejemplos incluyen verduras de hojas verdes, frutas cítricas, frutos secos, semillas y alimentos ricos en omega-3.

HIDRATACIÓN ADECUADA: Mantenerse bien hidratado es esencial para la salud del hígado. El agua ayuda en la eliminación de desechos y toxinas del cuerpo, facilitando el trabajo del hígado.

EVITAR SUSTANCIAS DAÑINAS: Reducir o eliminar el consumo de alcohol, tabaco y alimentos procesados ayuda a disminuir la carga en el hígado.

· · ·

RELACIÓN entre el Ayuno Intermitente y la Limpieza Hepática

El ayuno intermitente puede ser beneficioso para la salud hepática por varias razones:

REDUCCIÓN de la Carga de Trabajo del Hígado: Durante el ayuno, la ingesta de alimentos es limitada o nula, lo que puede dar al hígado un respiro de procesar constantemente nutrientes, toxinas y otras sustancias. Esto puede ser particularmente beneficioso en sociedades donde la dieta habitual es rica en grasas, azúcares y alimentos procesados.

MEJORA de la Sensibilidad a la Insulina y Metabolismo de Grasas: El ayuno intermitente ha demostrado mejorar la sensibilidad a la insulina y regular el metabolismo de las grasas. Un hígado más eficiente en el metabolismo de las grasas puede reducir el riesgo de enfermedades hepáticas como el hígado graso no alcohólico.

PROMOCIÓN DE LA AUTOFAGIA: Se ha sugerido que el ayuno intermitente puede inducir la autofagia, un proceso donde las células eliminan y reciclan componentes dañados. Este proceso puede ser beneficioso para el hígado, ayudando a eliminar las células hepáticas dañadas y mejorando su función general.

· · ·

COMPRENDER los fundamentos de la limpieza hepática y su relación con prácticas como el ayuno intermitente es crucial para aquellos interesados en mejorar su salud hepática. Al adoptar un enfoque holístico que incluya una dieta adecuada, una reducción en la exposición a toxinas y posiblemente la integración del ayuno intermitente, se puede apoyar de manera efectiva la función del hígado. Esto, a su vez, contribuye a una mejor salud y bienestar general. Sin embargo, es importante recordar que cualquier cambio significativo en la dieta o el estilo de vida debe ser discutido con un profesional de la salud, especialmente para personas con condiciones hepáticas existentes o preocupaciones de salud particulares.

FUNCIÓN Y RELEVANCIA del Hígado

El hígado, uno de los órganos más grandes y vitales del cuerpo, desempeña funciones esenciales que son fundamentales para mantener una buena salud. Su relevancia en diversos procesos metabólicos y de desintoxicación lo convierte en un pilar central de nuestro sistema fisiológico.

FUNCIONES Principales del Hígado

METABOLISMO DE NUTRIENTES: El hígado juega un papel crucial en el metabolismo de los macronutrientes: proteínas, carbohidratos y grasas. Transforma estos nutrientes en formas que el cuerpo puede utilizar, almacena ciertas sustancias y libera energía cuando es necesario. Por ejemplo, regula los niveles de glucosa en la sangre, convirtiendo el exceso de glucosa en glucógeno para almacenamiento.

DESINTOXICACIÓN: El hígado actúa como un filtro para eliminar toxinas del cuerpo. Procesa todo lo que consumimos, incluidos alimentos, bebidas y medicamentos, y neutraliza sustancias nocivas para que puedan ser eliminadas de manera segura. Este proceso protege otros órganos y sistemas de posibles daños.

PRODUCCIÓN DE BILE: El hígado produce bilis, un fluido esencial para la digestión y absorción de grasas y vitaminas liposolubles (A, D, E y K). La bilis también ayuda en la eliminación de ciertos productos de desecho del cuerpo.

SÍNTESIS DE PROTEÍNAS: Es responsable de la síntesis de muchas proteínas importantes, incluidas aquellas involucradas en la coagulación de la sangre y el transporte de sustancias a través del torrente sanguíneo.

ALMACENAMIENTO DE VITAMINAS Y MINERALES: Almacena vitaminas y minerales esenciales, como las vitaminas A, D, E, K y B12, y los libera en el torrente sanguíneo según sea necesario.

.   .   .

REGULACIÓN HORMONAL: El hígado también juega un papel en la regulación de hormonas, incluyendo el metabolismo de hormonas como la insulina, el glucagón y las hormonas sexuales.

RELEVANCIA DEL HÍGADO para la Salud General

CENTRO DE DESINTOXICACIÓN: Dado que el hígado filtra y detoxifica la sangre, su capacidad para funcionar correctamente es esencial para proteger el cuerpo de toxinas y agentes patógenos.

SOPORTE NUTRICIONAL: Su papel en el metabolismo de nutrientes significa que el hígado es fundamental en proporcionar al cuerpo la energía y los nutrientes necesarios para el funcionamiento diario.

SALUD DIGESTIVA: A través de la producción de bilis, el hígado contribuye significativamente a una digestión saludable, especialmente en la descomposición y absorción de grasas.

IMPACTO EN OTRAS FUNCIONES CORPORALES: Debido a su influencia en el metabolismo hormonal y la síntesis de proteínas, el hígado tiene un impacto indirecto en diversas funciones del cuerpo, incluyendo la salud cardiovascular, la función inmunológica y el equilibrio hormonal.

NOTA IMPORTANTE: El hígado es un órgano multitarea cuya salud es crucial para el bienestar general. Sus funciones van desde el procesamiento de nutrientes y la eliminación de toxinas hasta la producción de sustancias clave para la vida. Mantener la salud del hígado a través de una dieta balanceada, limitando la exposición a sustancias tóxicas y prácticas saludables como el ayuno intermitente puede contribuir significativamente a la salud y longevidad general. **Dada su importancia, cualquier signo de disfunción hepática debe ser evaluado por un profesional médico.**

¿QUÉ ES LA LIMPIEZA HEPÁTICA?

LA LIMPIEZA hepática es un concepto que se ha vuelto cada vez más popular en el mundo de la salud y el bienestar. Se refiere a prácticas y protocolos diseñados para mejorar la función del hígado, con el objetivo de facilitar su capacidad para procesar y eliminar toxinas del cuerpo.

Funciones y Objetivos de la Limpieza Hepática

Mejora de la Función Hepática: La limpieza hepática se centra en optimizar la habilidad del hígado para filtrar la sangre, eliminar toxinas, procesar grasas y contribuir al metabolismo general. Esto se considera especialmente importante en un contexto donde estamos expuestos regularmente a toxinas ambientales y dietéticas.

SOPORTE EN LA DESINTOXICACIÓN: Dada la función del hígado en la neutralización y eliminación de sustancias nocivas, una limpieza hepática busca apoyar estos procesos, posiblemente aliviando la carga de trabajo del órgano.

PROMOCIÓN DE UNA DIGESTIÓN SALUDABLE: Al mejorar la función hepática y la producción de bilis, una limpieza hepática puede contribuir a una mejor digestión, especialmente en la descomposición y absorción de grasas.

¿Cómo se Realiza una Limpieza Hepática?

La limpieza hepática puede realizarse de varias maneras, que incluyen:

CAMBIOS EN LA DIETA: Consumir alimentos que son conocidos por apoyar la salud del hígado, como frutas y verduras ricas en antioxidantes, grasas saludables y proteínas magras. Limitar el consumo de alcohol y alimentos procesados también es esencial.

· · ·

SUPLEMENTOS Y HIERBAS: Algunos protocolos de limpieza hepática incluyen el uso de suplementos y hierbas como el cardo mariano, la cúrcuma y el diente de león, que se cree que tienen propiedades que apoyan la función hepática.

HIDRATACIÓN: Mantenerse bien hidratado es fundamental para facilitar la función de desintoxicación del hígado.

BENEFICIOS Potenciales de la Limpieza Hepática

MEJORA DE LA SALUD GENERAL: Dado que el hígado juega un papel crucial en numerosos procesos fisiológicos, su óptimo funcionamiento es esencial para la salud general.

AUMENTO DE ENERGÍA: Al mejorar la eficiencia del hígado en la filtración de toxinas y el metabolismo de nutrientes, algunas personas reportan un aumento en sus niveles de energía.

MEJORA EN LA DIGESTIÓN: Un hígado saludable y una producción adecuada de bilis pueden contribuir a una digestión más efectiva y cómoda.

. . .

PREVENCIÓN DE ENFERMEDADES HEPÁTICAS: Aunque una limpieza hepática no es una cura para las enfermedades del hígado, puede ser un componente útil en un enfoque preventivo para mantener la salud del hígado.

LA LIMPIEZA hepática representa un enfoque centrado en mejorar y mantener la salud del hígado. A través de la dieta, la hidratación adecuada y, en algunos casos, el uso de suplementos, se busca apoyar las funciones esenciales de este órgano vital. Si bien los beneficios específicos pueden variar de persona a persona, el concepto subyacente es que un hígado sano es fundamental para el bienestar general. Como siempre, antes de emprender cualquier régimen de limpieza hepática, especialmente si incluye suplementos o cambios drásticos en la dieta, es recomendable consultar con un profesional de la salud para garantizar que sea seguro y adecuado para tus circunstancias individuales.

2

BENEFICIOS Y MITOS DE LA LIMPIEZA HEPÁTICA

L a limpieza hepática es un tema que ha suscitado tanto interés como controversia en el ámbito de la salud y el bienestar. Mientras que algunos afirman que ofrece beneficios significativos, otros argumentan que está rodeada de mitos y malentendidos. Aquí exploraremos ambos aspectos para ofrecer una perspectiva equilibrada.

Beneficios de la Limpieza Hepática

Mejora de la Función Hepática: Un beneficio propuesto de la limpieza hepática es que puede ayudar a optimizar la función del hígado. Al reducir la carga tóxica y proporcionar nutrientes esenciales, el hígado puede operar de manera más eficiente, procesando toxinas y metabolizando nutrientes de manera efectiva.

Soporte en la Desintoxicación Natural del Cuerpo: El hígado es el principal órgano de desintoxicación del cuerpo. La limpieza hepática, a través de una dieta saludable y la eliminación de sustancias nocivas, puede apoyar este proceso natural, potencialmente mejorando la eliminación de toxinas.

Promoción de una Digestión Saludable: Al mejorar la producción y flujo de bilis, la limpieza hepática puede facilitar una digestión más eficiente, especialmente en la descomposición de las grasas, lo que puede llevar a una mejor absorción de nutrientes y a una disminución de problemas digestivos como la hinchazón y el estreñimiento.

Mejora en los Niveles de Energía: Algunos defensores de la limpieza hepática reportan un aumento en los niveles de energía. Esto podría deberse a la mejora en la función metabólica y la eficiencia en la eliminación de toxinas.

Prevención de Enfermedades Hepáticas: Mientras que la limpieza hepática no puede curar enfermedades hepáticas, una dieta enfocada en la salud del hígado puede jugar un papel en la prevención de problemas hepáticos, especialmente en aquellos relacionados con el estilo de vida, como el hígado graso no alcohólico.

Mitos de la Limpieza Hepática

"Elimina Piedras Biliares": Uno de los mitos más comunes es que las limpiezas hepáticas pueden eliminar piedras biliares. Sin embargo, no hay evidencia científica que respalde esta afirmación. Las piedras biliares generalmente requieren intervención médica para su tratamiento efectivo.

"Desintoxica Completamente el Cuerpo": Aunque la limpieza hepática puede apoyar la función hepática, la idea de que puede desintoxicar completamente el cuerpo es engañosa. La desintoxicación es un proceso complejo y continuo que involucra múltiples sistemas en el cuerpo.

"**Resultados Inmediatos y Dramáticos**": Algunas personas esperan resultados inmediatos y muy notorios de las limpiezas hepáticas. Sin embargo, los beneficios reales suelen ser más sutiles y se manifiestan a lo largo del tiempo con prácticas consistentes de vida saludable.

"**Necesario para Personas Saludables**": Hay una creencia de que todos necesitan realizar limpiezas hepáticas regularmente. En realidad, para la mayoría de las personas sanas, mantener un estilo de vida saludable y una dieta equilibrada es suficiente para apoyar la salud del hígado.

"**Sustituto de Tratamientos Médicos**": La limpieza hepática no debe verse como un sustituto de los tratamientos médicos, especialmente para aquellos con condiciones hepáticas diagnosticadas. Siempre es importante consultar con profesionales de la salud antes de iniciar cualquier régimen de limpieza hepática, particularmente si existen problemas de salud subyacentes.

IMPORTANTE: Recuerda que mientras que la limpieza hepática puede ofrecer ciertos beneficios, especialmente en términos de apoyar la función hepática y mejorar la digestión, es importante abordarla con una comprensión clara de lo que puede y no puede hacer. Los mitos y exageraciones que rodean a la limpieza hepática deben ser evaluados críticamente. Una aproximación equilibrada y basada en evidencia siempre será la más beneficiosa para la salud del hígado y el bienestar general. En última instancia, el enfoque más efectivo y seguro es mantener un estilo de vida saludable que incluya una dieta equilibrada, ejercicio regular y evitación de sustancias nocivas.

Es crucial comprender que la salud del hígado es un reflejo

de nuestros hábitos de vida en general. En lugar de depender únicamente de protocolos de limpieza hepática, la clave está en adoptar hábitos saludables a largo plazo. Esto incluye consumir alimentos ricos en nutrientes, mantenerse hidratado, reducir el consumo de alcohol y evitar sustancias tóxicas.

Además, es importante reconocer los límites de las limpiezas hepáticas. Mientras que pueden ser una herramienta útil para promover la salud hepática, no reemplazan la atención médica profesional, especialmente para quienes padecen enfermedades hepáticas. En caso de dudas o condiciones de salud preexistentes, siempre es aconsejable consultar a un médico o especialista en salud.

En resumen: La limpieza hepática puede tener un lugar en un enfoque integral hacia la salud, pero debe ser entendida y abordada correctamente. Desmitificar las creencias erróneas y centrarse en prácticas basadas en la evidencia y un estilo de vida saludable es la mejor manera de apoyar la función hepática y, por extensión, la salud general. Recordemos que el cuidado del hígado es un proceso continuo y multifacético que se beneficia más de un compromiso a largo plazo con un estilo de vida saludable que de soluciones rápidas o curas milagrosas.

Beneficios Asegurados vs. Mitos Comunes

Beneficios Asegurados vs. Mitos Comunes de la Limpieza Hepática

En el ámbito de la limpieza hepática, es esencial diferenciar entre los beneficios respaldados por la evidencia y los mitos comunes. Entre los diversos beneficios mencionados anteriormente, dos de los más relevantes y respaldados por la ciencia son la mejora de la función hepática y el apoyo en la desintoxicación natural del cuerpo. Vamos a explorar estos beneficios en detalle.

1. Mejora de la Función Hepática

Fundamento Científico: La función principal del hígado es filtrar la sangre proveniente del tracto digestivo antes de pasarla al resto del cuerpo, desintoxicar químicos y metabolizar fármacos. La mejora de la función hepática a través de la limpieza hepática se centra en optimizar estos procesos.

Cómo Funciona: Una limpieza hepática eficaz implica adoptar una dieta que apoye la salud del hígado, como alimentos ricos en antioxidantes (frutas y verduras), grasas saludables (aceite de oliva, pescado) y proteínas magras. Estos nutrientes ayudan a reducir la inflamación y el estrés oxidativo en el hígado, mejorando así su capacidad para realizar sus funciones vitales.

Impacto en la Salud General: Un hígado saludable tiene un impacto significativo en la salud general. Al mejorar su funcionamiento, se promueve una mejor digestión, se regula mejor el metabolismo y se mejora la eliminación de toxinas del cuerpo, lo que puede traducirse en mayor energía y bienestar general.

Consideraciones Importantes: Si bien la mejora de la dieta puede beneficiar la salud del hígado, es importante recordar que los "detox" extremos o las dietas de limpieza severas no son necesarias y pueden ser perjudiciales. Un

enfoque equilibrado y sostenible es siempre más recomendable.

1. Apoyo en la Desintoxicación Natural del Cuerpo

Fundamento Científico: El hígado es el órgano central en
el proceso de desintoxicación del cuerpo. Descompone y
neutraliza sustancias nocivas (toxinas) para que puedan ser
eliminadas de manera segura.

Cómo Funciona: Al seguir una dieta que apoya la función
hepática, se puede ayudar al hígado a desempeñar su rol de
desintoxicación más eficientemente. Esto incluye no solo los
alimentos que se consumen, sino también los que se evitan,
como el alcohol excesivo y los alimentos procesados y altos en
azúcar.

Impacto en la Salud General: Una desintoxicación efectiva
contribuye a reducir la carga tóxica en el cuerpo, lo que puede
disminuir el riesgo de enfermedades crónicas, mejorar la
claridad mental y aumentar los niveles de energía. Además, un
hígado que funciona bien es crucial para mantener un sistema
inmunológico fuerte.

Consideraciones Importantes: La desintoxicación es un
proceso continuo y natural del cuerpo. Las limpiezas hepáticas
deben verse como una forma de apoyar este proceso natural, no
como un reemplazo. Es vital evitar los enfoques extremos y
siempre consultar con un profesional de la salud antes de
realizar cambios significativos en la dieta o el estilo de vida,
especialmente si se tienen condiciones de salud existentes.

La mejora de la función hepática y el apoyo en la desintoxicación natural del cuerpo son dos beneficios fundamentales y respaldados por la evidencia de la limpieza hepática. Al enfocarse en una alimentación saludable y en el mantenimiento de un estilo de vida que minimice la exposición a toxinas, se puede apoyar eficazmente la salud del hígado. Estos beneficios, abordados de manera equilibrada y con el respaldo de un estilo de vida saludable, son clave para mantener la salud y el bienestar general.

Mitos Comunes de la Limpieza Hepática en desarrollo

Aunque la limpieza hepática cuenta con ciertos beneficios, también está rodeada de mitos que pueden llevar a malentendidos y expectativas poco realistas. Dos de los mitos más comunes y relevantes son la idea de que la limpieza hepática elimina piedras biliares y que desintoxica completamente el cuerpo.

Mito 1: "Elimina Piedras Biliares"

Explicación del Mito: Existe una creencia popular de que ciertos regímenes de limpieza hepática pueden eliminar las piedras biliares del hígado y la vesícula biliar. Estos regímenes suelen incluir la ingesta de jugos, aceites y otros suplementos.

Realidad Científica: No hay evidencia científica sólida que respalde la afirmación de que las limpiezas hepáticas pueden disolver o eliminar piedras biliares. Las piedras biliares son depósitos duros que se forman en la vesícula biliar y generalmente requieren tratamiento médico, que puede incluir medicamentos o cirugía.

Riesgos Asociados: Intentar tratar las piedras biliares con métodos de limpieza hepática no solo es ineficaz, sino que también puede ser peligroso. Puede retrasar el tratamiento médico necesario y potencialmente exacerbar la condición.

Mito 2: "Desintoxica Completamente el Cuerpo"

Explicación del Mito: Otro mito común es que la limpieza hepática puede desintoxicar completamente el cuerpo, eliminando todos los toxinas acumuladas y ofreciendo una especie de "reinicio" para la salud.

Realidad Científica: La desintoxicación es un proceso complejo y continuo que involucra múltiples órganos, incluidos el hígado, los riñones, el tracto digestivo, la piel y los pulmones. Aunque ciertas prácticas pueden apoyar la función hepática, ninguna limpieza puede eliminar completamente todas las toxinas del cuerpo.

Enfoque Equilibrado: Un enfoque más realista para apoyar la desintoxicación natural del cuerpo incluye mantener una dieta saludable, beber suficiente agua, hacer ejercicio regularmente y evitar la exposición a sustancias tóxicas. Estas prácticas ayudan a los órganos del cuerpo a funcionar de manera óptima, facilitando la eliminación natural de toxinas.

Es esencial abordar el concepto de limpieza hepática con un entendimiento claro de lo que es y no es capaz de hacer. Mientras ciertos aspectos de la limpieza hepática pueden ser beneficiosos para apoyar la función hepática y la salud general, es importante reconocer y descartar los mitos que carecen de fundamentos científicos. Adoptar un enfoque equilibrado y basado en la evidencia es la mejor manera de cuidar la salud del hígado y, por extensión, la salud general.

NOTA: Para cualquier tratamiento relacionado con condiciones hepáticas específicas o para la implementación de cambios significativos en la dieta o el estilo de vida, siempre es recomendable consultar con un profesional de la salud.

Perspectiva Científica sobre la Limpieza Hepática

La limpieza hepática, un término ampliamente utilizado en el ámbito de la salud alternativa, ha generado debate en la comunidad científica y médica. La perspectiva científica sobre este tema es compleja y matizada, y varía dependiendo de los aspectos específicos de la limpieza hepática que se consideren.

Escepticismo sobre las Prácticas Extremas

Métodos No Convencionales: Hay un escepticismo significativo en la comunidad científica sobre ciertas prácticas de limpieza hepática, especialmente aquellas que prometen "desintoxicar" rápidamente el hígado. Estos métodos a menudo involucran dietas restrictivas, el uso de suplementos herbales específicos o protocolos de ayuno extremo.

Falta de Evidencia Científica: Muchas de las afirmaciones hechas por los defensores de estas prácticas de limpieza no están respaldadas por evidencia científica robusta. Los estudios clínicos que prueban la eficacia de estas limpiezas en la eliminación de toxinas o en la mejora de la función hepática son limitados o inexistentes.

Reconocimiento de la Importancia de un Hígado Saludable

Rol Fundamental del Hígado: Existe un consenso universal en la comunidad médica sobre la importancia crítica del hígado para la salud general. El hígado desempeña funciones esenciales en la desintoxicación, el metabolismo y la regulación hormonal.

Estilos de Vida Saludables: Los médicos y científicos generalmente están de acuerdo en que mantener un estilo de vida saludable es clave para apoyar la función hepática. Esto incluye una dieta balanceada, ejercicio regular, hidratación adecuada y evitar el consumo excesivo de alcohol y sustancias tóxicas.

Perspectivas sobre Tratamientos Naturales y Dietas

Beneficios de Algunas Intervenciones Dietéticas: Algunos aspectos de lo que comúnmente se promociona como "limpieza hepática", como el consumo de ciertos alimentos ricos en antioxidantes y bajos en toxinas, son generalmente vistos como beneficiosos. Alimentos como las verduras de hojas verdes, frutas cítricas, y grasas saludables pueden apoyar la salud del hígado.

Enfoque en la Evidencia: Aunque hay un reconocimiento del potencial de ciertos alimentos y hierbas para apoyar la salud del hígado, la comunidad científica enfatiza la necesidad de un enfoque basado en la evidencia. La suplementación y las dietas deben ser evaluadas críticamente y respaldadas por investigaciones sólidas.

Recepción Mixta en la Comunidad Médica

Diversidad de Opiniones: Entre los profesionales de la salud, hay una variedad de opiniones sobre la limpieza hepática. Algunos están abiertos a enfoques integrativos que incluyen aspectos de la medicina alternativa, mientras que otros se adhieren estrictamente a tratamientos y recomendaciones basadas en pruebas clínicas convencionales.

Recomendaciones Personalizadas: La mayoría de los

médicos prefieren enfocarse en recomendaciones personalizadas basadas en las necesidades individuales de salud del paciente en lugar de protocolos de limpieza hepática genéricos.

La perspectiva científica sobre la limpieza hepática es una de cautela y escepticismo hacia afirmaciones exageradas y protocolos no probados, combinada con un reconocimiento de la importancia de la nutrición y los hábitos de vida saludables para la función hepática. La comunidad médica enfatiza la necesidad de enfoques basados en evidencia y desalienta la dependencia de métodos extremos o no comprobados. Mantener un hígado saludable es más una cuestión de un estilo de vida saludable continuo que de intervenciones dietéticas aisladas o regímenes de limpieza agresivos.

3

MÉTODOS DE LIMPIEZA HEPÁTICA

L a limpieza hepática puede ser abordada desde diferentes ángulos, cada uno con sus propias metodologías y fundamentos. A continuación, destacamos tres métodos principales que son frecuentemente mencionados en el contexto de la limpieza hepática.

1. Cambios en la Dieta y Nutrición

FUNDAMENTOS: Este método se basa en la idea de que ciertos alimentos pueden apoyar la función hepática y ayudar al cuerpo a eliminar toxinas de manera más efectiva.

Cómo Funciona: Implica incorporar alimentos que son conocidos por sus propiedades beneficiosas para el hígado, tales como verduras de hoja verde, frutas ricas en antioxidantes, y alimentos ricos en fibra. También se recomienda evitar o reducir el consumo de alcohol, alimentos procesados y azúcares refinados.

Beneficios: Estos cambios dietéticos pueden reducir la carga sobre el hígado, promover la salud hepática y mejorar la desintoxicación general del cuerpo.

Consideraciones Prácticas: Es importante adoptar un enfoque equilibrado, asegurándose de no excluir grupos de alimentos esenciales y mantener una dieta nutritiva y variada.

2. Uso de Suplementos y Hierbas

FUNDAMENTOS: Algunos suplementos y hierbas son promocionados por sus propiedades que supuestamente apoyan la función hepática.

Suplementos Comunes: Incluyen el cardo mariano, la cúrcuma, el diente de león y la alcachofa. Estas hierbas se han utilizado tradicionalmente para tratar diversas dolencias hepáticas.

Cómo Funcionan: Se cree que estos suplementos ayudan a proteger y reparar las células hepáticas, apoyan la eliminación de toxinas y estimulan la producción de bilis.

Consideraciones Prácticas: Si bien algunos estudios sugieren beneficios, es crucial consultar con un profesional de la salud antes de comenzar cualquier régimen de suplementos, especialmente para personas con condiciones de salud preexistentes o que están tomando otros medicamentos.

. . .

3. Prácticas de Estilo de Vida

FUNDAMENTOS: Este enfoque se enfoca en la adopción de prácticas de estilo de vida saludables que contribuyen a la salud general del hígado.

Actividades Clave: Incluyen la regularidad en el ejercicio físico, la gestión del estrés, mantener una hidratación adecuada y asegurar un descanso suficiente y reparador.

Beneficios: El ejercicio ayuda a mejorar la circulación y la eficiencia del metabolismo, lo cual beneficia al hígado. La gestión del estrés y un sueño adecuado también son esenciales para el funcionamiento óptimo del hígado.

Consideraciones Prácticas: Integrar estas prácticas en la rutina diaria puede ser más sostenible y beneficioso a largo plazo que los enfoques dietéticos o de suplementos más drásticos.

IMPORTANTE: Los métodos de limpieza hepática varían desde cambios dietéticos y nutricionales hasta el uso de suplementos y la adopción de prácticas de estilo de vida saludables. Es importante recordar que no existe un enfoque único para todos en la limpieza hepática. La clave es encontrar un método que se adapte a las necesidades individuales, preferencias y condiciones de salud de cada persona. Además, cualquier cambio significativo en la dieta o estilo de vida, especialmente si incluye suplementos, debe ser discutido con un profesional de la salud para asegurar su seguridad y eficacia. En última instancia, un enfoque equilibrado y sostenible que promueva la salud general del hígado es la mejor manera de apoyar su funcionamiento y, por ende, la salud general del cuerpo.

- **Ahora continuaremos con el desarrollo del metodo numero 2:**

Uso de Suplementos y Hierbas para la Limpieza Hepática

LA UTILIZACIÓN de suplementos y hierbas en la limpieza hepática se basa en la medicina tradicional y la fitoterapia, que utilizan plantas y extractos naturales para apoyar la salud del hígado y mejorar sus funciones. Este enfoque se ha popularizado como un método complementario para promover la salud hepática.

PRINCIPALES SUPLEMENTOS y Hierbas Utilizados

1. **Cardo Mariano (Silybum marianum):**

PROPIEDADES: Conocido por su compuesto activo, la silimarina, se cree que el cardo mariano protege las células hepáticas de los daños y estimula la regeneración de tejido hepático.

Evidencia Científica: Algunos estudios han mostrado que la silimarina tiene propiedades antioxidantes y antiinflamatorias y puede ayudar en el tratamiento de enfermedades hepáticas como la hepatitis y el hígado graso.

1. **Cúrcuma (Curcuma longa):**

PROPIEDADES: La cúrcuma, y en particular su componente activo, la curcumina, es conocida por sus efectos antiinflamatorios y antioxidantes.

Efectos en el Hígado: Se ha investigado su papel en la protección del hígado contra daños tóxicos y en la mejora de la función hepática en general.

1. **Diente de León (Taraxacum officinale):**

PROPIEDADES: Tradicionalmente utilizado como un diurético natural, el diente de león también se utiliza para estimular la producción de bilis y mejorar las funciones hepáticas y digestivas.

Investigación: Aunque la evidencia científica es limitada, algunos estudios sugieren que el diente de león puede tener efectos protectores sobre el hígado.

1. Alcachofa (Cynara scolymus):

PROPIEDADES: Se cree que la alcachofa ayuda en la regeneración del tejido hepático y en la producción de bilis.

Evidencia Científica: Estudios han indicado que la alcachofa puede ser beneficiosa en el tratamiento de trastornos hepáticos debido a sus propiedades antioxidantes y su capacidad para mejorar la función hepática.

CONSIDERACIONES para el Uso de Suplementos y Hierbas

INTERACCIONES Y CONTRAINDICACIONES: Es crucial estar consciente de las posibles interacciones de estos suplementos con medicamentos y otras condiciones de salud. Por ejemplo, el cardo mariano puede interactuar con ciertos medicamentos, mientras que la cúrcuma puede no ser adecuada para personas con trastornos de la vesícula biliar.

.   .   .

CALIDAD Y DOSIFICACIÓN: La calidad de los suplementos y hierbas es de suma importancia. Es recomendable optar por productos de fuentes confiables y bajo la guía de un profesional de la salud, quien puede aconsejar sobre la dosificación adecuada.

EVIDENCIA CIENTÍFICA: Aunque hay estudios que respaldan los beneficios de estas hierbas para la salud hepática, es importante recordar que la investigación aún es limitada en algunos aspectos y que más estudios son necesarios para confirmar plenamente su eficacia y seguridad.

EL USO de suplementos y hierbas puede ser una estrategia valiosa en el apoyo a la salud del hígado, pero debe abordarse con cuidado y conocimiento. La consulta con profesionales de la salud es esencial para garantizar un uso seguro y efectivo de estos recursos naturales, especialmente en personas con condiciones de salud preexistentes o aquellas que están bajo tratamientos médicos. Integrar estos suplementos dentro de un enfoque más amplio de vida saludable y nutrición balanceada es la mejor manera de aprovechar sus potenciales beneficios para la salud hepática.

DIETAS Y SUPLEMENTOS para la Limpieza Hepática

. . .

LA INTEGRACIÓN de ciertas dietas y suplementos puede ser una estrategia efectiva para apoyar la limpieza hepática. Estos enfoques dietéticos y suplementos específicos están diseñados para optimizar la función hepática y mejorar el proceso de desintoxicación del cuerpo.

DIETAS QUE COMPLEMENTAN la Limpieza Hepática

DIETA MEDITERRÁNEA:

DESCRIPCIÓN: Esta dieta se centra en el consumo de alimentos ricos en ácidos grasos omega-3, antioxidantes y fibra, como frutas y verduras frescas, granos enteros, aceite de oliva, pescado y frutos secos.

Beneficios para el Hígado: La dieta mediterránea ha sido asociada con un menor riesgo de enfermedades hepáticas, incluyendo el hígado graso no alcohólico. Su riqueza en antioxidantes y grasas saludables apoya la función hepática y reduce la inflamación.

Implementación: Incluir más pescado en la dieta, utilizar aceite de oliva como grasa principal y aumentar el consumo de frutas, verduras y frutos secos.

DIETA RICA EN FIBRA:

. . .

DESCRIPCIÓN: Una dieta alta en fibra incluye alimentos como legumbres, granos enteros, frutas y verduras.

Beneficios para el Hígado: La fibra ayuda en la eliminación de toxinas a través del sistema digestivo, reduciendo así la carga sobre el hígado. También puede ayudar en la regulación de los niveles de azúcar en la sangre y la reducción del colesterol, factores importantes para la salud hepática.

Implementación: Incorporar una variedad de fuentes de fibra en cada comida, como avena, lentejas, manzanas y brócoli.

DIETA BAJA EN ALIMENTOS PROCESADOS:

DESCRIPCIÓN: Esta dieta implica limitar el consumo de alimentos procesados, que a menudo contienen altos niveles de azúcares, grasas no saludables y aditivos.

Beneficios para el Hígado: Reducir los alimentos procesados puede disminuir la exposición a toxinas y sustancias químicas que el hígado debe procesar, facilitando así su función de desintoxicación.

Implementación: Optar por alimentos frescos y enteros, cocinar en casa y evitar comidas rápidas y snacks procesados.

Suplementos que Ayudan en la Limpieza Hepática

Cardo Mariano (Silybum marianum):

. . .

PROPIEDADES: Contiene silimarina, conocida por su capacidad para proteger y reparar las células hepáticas y apoyar la desintoxicación.

Uso: Disponible en cápsulas o como extracto líquido, el cardo mariano puede tomarse diariamente según las indicaciones del producto.

CÚRCUMA (CURCUMA LONGA):

PROPIEDADES: Su componente activo, la curcumina, tiene propiedades antiinflamatorias y antioxidantes.

Uso: Puede ser incorporada en la dieta a través de la cocina o tomada como suplemento en forma de cápsula.

DIENTE DE LEÓN (TARAXACUM OFFICINALE):

PROPIEDADES: Tradicionalmente utilizado por sus propiedades diuréticas y como estimulante de la producción de bilis.

Uso: Disponible en forma de té, cápsulas o tinturas.

ALCACHOFA (CYNARA SCOLYMUS):

. . .

PROPIEDADES: Promueve la producción de bilis y la regeneración del tejido hepático.

Uso: Puede consumirse en su forma natural o como suplemento.

Omega-3 Ácidos Grasos:

PROPIEDADES: Estos ácidos grasos, encontrados en el pescado y en ciertos suplementos, son conocidos por sus efectos antiinflamatorios y su capacidad para mejorar la salud hepática.

Uso: Los suplementos de aceite de pescado o de algas son opciones comunes.

LA COMBINACIÓN de dietas específicas y suplementos puede ser una estrategia efectiva para apoyar la limpieza y salud hepática. La Dieta Mediterránea, una dieta rica en fibra, y una alimentación baja en alimentos procesados son enfoques dietéticos que pueden beneficiar la función hepática. Paralelamente, suplementos como el cardo mariano, la cúrcuma, el diente de león, la alcachofa y los ácidos grasos omega-3 pueden complementar estos cambios dietéticos para mejorar aún más la salud del hígado.

ES IMPORTANTE DESTACAR QUE, mientras los cambios en la dieta y ciertos suplementos pueden apoyar la salud hepática, no deben ser vistos como curas milagrosas ni reemplazos para el tratamiento médico en caso de enfermedades hepáticas serias.

La mejor práctica es abordar la limpieza hepática de manera integral, con un enfoque en una alimentación saludable y un estilo de vida equilibrado.

ANTES DE INICIAR cualquier régimen de suplementos, es crucial consultar con un profesional de la salud, especialmente si se tienen condiciones médicas preexistentes o se están tomando otros medicamentos. La seguridad y la eficacia deben ser siempre la prioridad.

EN RESUMEN Y PARA CULMINAR, la limpieza hepática a través de dietas específicas y suplementos seleccionados puede ser una parte valiosa de un enfoque holístico para mantener un hígado saludable y, por extensión, promover un bienestar general. Sin embargo, debe hacerse con conocimiento, precaución y, preferiblemente, bajo la orientación de profesionales de la salud.

Protocolos Naturales y Alternativos en la Limpieza Hepática

La limpieza hepática a menudo implica el uso de métodos naturales y alternativos para apoyar la función hepática y promover la desintoxicación. Estos protocolos varían en su enfoque y pueden incluir cambios dietéticos, uso de hierbas y suplementos, y prácticas de estilo de vida. A continuación, destacamos algunos de los protocolos naturales y alternativos más importantes para la limpieza hepática.

· · ·

1. Ayuno y Dietas de Desintoxicación

DESCRIPCIÓN: El ayuno o las dietas de desintoxicación implican restringir temporalmente la ingesta de alimentos sólidos y centrarse en jugos, caldos o infusiones. Estas dietas están diseñadas para dar un descanso al sistema digestivo y, por ende, al hígado.

CÓMO FUNCIONA: Al reducir la carga de trabajo del hígado, estos métodos pueden ayudar en el proceso natural de desintoxicación del cuerpo. Se cree que el ayuno, en particular, promueve la autofagia, un proceso celular que elimina las células dañadas y contribuye a la regeneración celular.

CONSIDERACIONES: Es fundamental realizar estos ayunos o dietas de desintoxicación bajo supervisión médica, especialmente para personas con condiciones de salud preexistentes. Estos métodos no son adecuados para todos y podrían tener efectos adversos si no se manejan correctamente.

2. Uso de Hierbas Detoxificantes

· · ·

DESCRIPCIÓN: Algunas hierbas son conocidas por sus propiedades que apoyan la función hepática y promueven la desintoxicación.

HIERBAS COMUNES: Incluyen el cardo mariano, la cúrcuma, el diente de león y la alcachofa. Estas hierbas se pueden consumir en forma de tés, cápsulas o tinturas.

CÓMO FUNCIONAN: Estas hierbas contienen compuestos que pueden proteger las células hepáticas del daño, estimular la producción de bilis y facilitar la eliminación de toxinas.

CONSIDERACIONES: Es importante elegir hierbas de alta calidad y consultar con un profesional de la salud antes de comenzar cualquier régimen de hierbas, especialmente si se está tomando medicación o se tienen condiciones de salud específicas.

3. Terapias de Estilo de Vida

DESCRIPCIÓN: Cambios en el estilo de vida, como la práctica regular de ejercicio, una buena gestión del estrés y asegurar un sueño adecuado, son fundamentales para apoyar la función hepática.

. . .

Cómo Funcionan: El ejercicio regular mejora la circulación y ayuda en la eficiencia metabólica, lo que beneficia al hígado. La gestión del estrés y un sueño adecuado son esenciales para evitar el exceso de carga en el hígado y permitir que el cuerpo se recupere y repare.

Prácticas Específicas: Incluir actividades como el yoga, la meditación y técnicas de relajación puede ser particularmente beneficioso para reducir el estrés, uno de los factores que pueden afectar negativamente la salud hepática.

4. Alimentación Orientada a la Salud Hepática

Descripción: Adoptar una dieta rica en alimentos que apoyan la salud del hígado y baja en aquellos que la comprometen.

Alimentos Recomendados: Incluir abundantes frutas y verduras, especialmente aquellas ricas en antioxidantes, así como alimentos ricos en fibra y grasas saludables. Limitar el alcohol, los alimentos procesados y los azúcares refinados.

Cómo Funciona: Una dieta saludable puede reducir la inflamación y el estrés oxidativo en el hígado, apoyando su capacidad para procesar toxinas y grasas de manera eficiente.

. . .

5. Hidroterapia y Técnicas de Desintoxicación Física

DESCRIPCIÓN: La hidroterapia del colon, saunas y baños de desintoxicación son técnicas físicas utilizadas para apoyar la eliminación de toxinas.

CÓMO FUNCIONAN: Estas técnicas pueden ayudar a eliminar toxinas a través de la piel y el tracto digestivo, complementando la función de desintoxicación del hígado.

Consideraciones Importantes

Aunque estas prácticas pueden ofrecer una sensación de bienestar y apoyar la desintoxicación, es importante entender que su eficacia varía y no deben sustituir las funciones naturales de desintoxicación del cuerpo llevadas a cabo por el hígado y los riñones. Además, procedimientos como la hidroterapia del colon **deben realizarse bajo la supervisión de profesionales calificados, ya que existe un riesgo de complicaciones si se hace de manera incorrecta. Siempre consulta con un profesional de la salud.**

LOS MÉTODOS naturales y alternativos para la limpieza hepática abarcan una variedad de enfoques, desde cambios dietéticos y el uso de hierbas hasta terapias de estilo de vida y técnicas físicas de desintoxicación. Cada uno de estos métodos tiene como objetivo apoyar la función hepática y mejorar la desintoxicación general del cuerpo. Sin embargo, es crucial abordar estos métodos con un enfoque equilibrado y crítico.

La EFECTIVIDAD de estos protocolos puede variar de persona a persona, y lo que funciona para uno puede no ser adecuado para otro. Por lo tanto, es fundamental que las personas interesadas en probar estos métodos consulten con profesionales de la salud, especialmente si tienen condiciones médicas preexistentes o están tomando medicamentos. Además, es importante recordar que estos métodos deben ser parte de un enfoque integral de salud que incluya una dieta equilibrada, ejercicio regular y un estilo de vida saludable.

En ÚLTIMA INSTANCIA, la clave para una limpieza hepática efectiva y segura radica en el equilibrio y la moderación, apoyando al cuerpo en sus procesos naturales de desintoxicación y manteniendo prácticas saludables a largo plazo

4

NUTRICIÓN PARA UN HÍGADO SALUDABLE

U na nutrición adecuada juega un papel crucial en el mantenimiento de un hígado saludable. La dieta no solo afecta la salud general del hígado, sino que también puede influir en la capacidad del órgano para realizar sus funciones esenciales de metabolismo, desintoxicación y síntesis. Este capítulo se centra en cómo una nutrición adecuada puede apoyar la salud del hígado, respaldado por evidencia científica.

Alimentos Beneficiosos para el Hígado

Frutas y Verduras Frescas:

. . .

Razones: Ricas en antioxidantes, vitaminas y minerales, estas ayudan a reducir el estrés oxidativo y la inflamación en el hígado.

Evidencia Científica: Estudios indican que los antioxidantes presentes en frutas y verduras, como la vitamina C y E, pueden proteger las células hepáticas del daño.

Granos Integrales:

Razones: Los granos integrales contienen fibra, que ayuda en la digestión y puede prevenir problemas como la obesidad y el hígado graso no alcohólico.

Evidencia Científica: La fibra en los granos integrales ayuda a regular los niveles de azúcar en la sangre y a mantener un peso saludable, factores clave en la prevención de enfermedades hepáticas.

Proteínas Magras:

Razones: Las proteínas magras, como el pescado, el pollo y las legumbres, proporcionan los aminoácidos esenciales sin el exceso de grasa.

Evidencia Científica: El consumo de grasas saturadas y trans se ha asociado con un mayor riesgo de enfermedades hepáticas. Las proteínas magras son una alternativa saludable que apoya la función hepática.

GRASAS SALUDABLES:

RAZONES: Las grasas saludables, especialmente los ácidos grasos omega-3, tienen propiedades antiinflamatorias que pueden beneficiar al hígado.

Evidencia Científica: Los estudios han demostrado que los ácidos grasos omega-3, encontrados en el pescado, las nueces y las semillas de lino, pueden ayudar a reducir la acumulación de grasa en el hígado y combatir la inflamación.

NUTRIENTES CLAVE para la Salud del Hígado

ANTIOXIDANTES:

IMPORTANCIA: Protegen las células hepáticas del daño causado por los radicales libres y apoyan los procesos naturales de desintoxicación.

Fuentes: Frutas y verduras como los arándanos, las espinacas y los pimientos son ricos en antioxidantes.

Fibra:

. . .

IMPORTANCIA: La fibra ayuda en la eliminación de toxinas a través del tracto digestivo, reduciendo así la carga sobre el hígado.

Fuentes: Los granos integrales, legumbres, frutas y verduras son excelentes fuentes de fibra.

VITAMINAS DEL GRUPO B:

IMPORTANCIA: Esenciales en el proceso de metabolización de las grasas, proteínas y carbohidratos.

Fuentes: Se encuentran en alimentos como los cereales integrales, las carnes magras y los huevos.

EVITAR Sustancias Nocivas

ALCOHOL: Uno de los mayores enemigos del hígado es el alcohol. El consumo excesivo de alcohol puede llevar a enfermedades hepáticas como la cirrosis y el hígado graso alcohólico.

Alimentos Procesados: Los alimentos ricos en azúcares refinados, grasas no saludables y conservantes pueden sobrecargar el hígado y contribuir a problemas de salud hepática.

. . .

Una nutrición adecuada para un hígado saludable implica una dieta rica en frutas y verduras frescas, granos integrales, proteínas magras y grasas saludables, junto con la limitación del consumo de alcohol y alimentos procesados. La evidencia científica respalda firmemente la relación entre una buena nutrición y la salud hepática. Incorporar una variedad de nutrientes esenciales, como antioxidantes, fibra y vitaminas del grupo B, juega un papel significativo en mantener y mejorar la función hepática.

Adicional, la Importancia de la Hidratación

Hidratación: Además de una nutrición adecuada, mantenerse bien hidratado es esencial para la salud del hígado. El agua ayuda en el proceso de metabolismo y desintoxicación, facilitando la eliminación de toxinas y residuos.

Suplementación Cuidadosa

Suplementos: En algunos casos, los suplementos pueden ser beneficiosos para apoyar la salud del hígado, especialmente si la dieta no proporciona suficientes nutrientes necesarios. Sin embargo, es importante recordar que los suplementos no son un sustituto de una dieta saludable y equilibrada y deben usarse bajo la orientación de un profesional de la salud.

Alimentación Consciente y Moderación

Enfoque Moderado: Un enfoque moderado y consciente de la alimentación es clave. Evitar los extremos, ya sean dietas restrictivas o excesos, es fundamental para mantener un hígado saludable.

Escuchar al Cuerpo: Prestar atención a cómo el cuerpo responde a ciertos alimentos y ajustar la dieta en consecuencia puede ayudar a identificar lo que mejor apoya la salud hepática individual.

En pocas palabras, la nutrición para un hígado saludable se centra en una dieta equilibrada y variada, rica en nutrientes esenciales y baja en sustancias nocivas. Combinar esto con una hidratación adecuada, un uso cuidadoso de suplementos y un enfoque consciente y moderado hacia la alimentación puede promover significativamente la salud hepática. La clave es un enfoque integral que considera todos los aspectos de la dieta y el estilo de vida, apoyando así la función óptima del hígado y, en última instancia, contribuyendo a un bienestar general mejorado.

Los 5 Alimentos más beneficiosos para el Hígado

Un enfoque clave para mantener un hígado saludable es a través de la dieta. Existen ciertos alimentos que son especialmente beneficiosos para el hígado debido a sus propiedades nutricionales. Aquí enumeramos cinco de ellos, detallando sus beneficios y cómo se pueden integrar en una dieta de ayuno intermitente.

1. Verduras de Hoja Verde

PROPIEDADES Y BENEFICIOS: Las verduras de hoja verde, como la espinaca, la col rizada y la lechuga, son ricas en antioxidantes, vitaminas y minerales. Estos nutrientes ayudan a neutralizar los metales pesados y las sustancias químicas, lo que facilita el proceso de desintoxicación del hígado.

Implementación en Ayuno Intermitente: Durante las ventanas de alimentación, incluye una gran ensalada de hojas verdes o acompaña tus comidas con una porción generosa de estas verduras.

2. Cítricos

PROPIEDADES Y BENEFICIOS: Frutas como los limones, las naranjas y las toronjas son altas en vitamina C y antioxidantes. La vitamina C ayuda a proteger las células hepáticas y facilita la desintoxicación.

Implementación en Ayuno Intermitente: Comienza tu ventana de alimentación con un vaso de agua tibia con limón. Los cítricos pueden ser también una excelente opción para los snacks o como parte de tus comidas principales.

. . .

3. Alcachofas

PROPIEDADES Y BENEFICIOS: Las alcachofas son conocidas por su capacidad para estimular la producción de bilis y mejorar la función hepática. También son ricas en fibra, lo que ayuda en la digestión y la eliminación de toxinas.

Implementación en Ayuno Intermitente: Las alcachofas pueden ser hervidas, al vapor o a la parrilla y servidas como parte de las comidas principales. También se pueden consumir como parte de ensaladas o platos acompañantes.

4. Cúrcuma

PROPIEDADES Y BENEFICIOS: La cúrcuma, y especialmente su compuesto activo, la curcumina, tiene potentes propiedades antiinflamatorias y antioxidantes. Ayuda a proteger el hígado contra el daño y mejora su capacidad para procesar las grasas.

Implementación en Ayuno Intermitente: Agrega cúrcuma a tus sopas, guisos o currys durante tus ventanas de alimentación. También puedes beber leche dorada (una mezcla de cúrcuma, leche y otros especias) como una bebida reconfortante.

. . .

5. Té Verde

PROPIEDADES Y BENEFICIOS: El té verde es rico en catequinas, un tipo de antioxidante que ha demostrado mejorar la función hepática y reducir la acumulación de grasa en el hígado.

Implementación en Ayuno Intermitente: Beber té verde durante tus ventanas de alimentación puede ser una excelente manera de aprovechar sus beneficios. Sin embargo, es recomendable no consumirlo en ayunas ya que puede ser irritante para el estómago vacío.

COMO CONSEJO PERSONAL, puedo decirte que Incluir estos alimentos en tu dieta puede ser una forma efectiva de apoyar la salud del hígado, especialmente cuando se combina con un régimen de ayuno intermitente. Cada uno de estos alimentos aporta una serie de beneficios que contribuyen a la función hepática óptima, desde la desintoxicación hasta la protección y reparación celular. Es importante recordar que una dieta equilibrada y variada, junto con un estilo de vida saludable, son fundamentales para mantener un hígado saludable y, en última instancia, promover el bienestar general.

7 Hábitos Dietéticos para Mejorar la Función Hepática

La función hepática puede ser significativamente influenciada por nuestros hábitos dietéticos. Adoptar ciertas prácticas alimenticias, respaldadas por evidencia científica, puede mejorar la salud del hígado. A continuación, se enumeran siete hábitos dietéticos esenciales para este propósito.

1. Mantener una Dieta Equilibrada y Nutritiva

FUNDAMENTO: Una dieta equilibrada que incluya una variedad de alimentos proporciona los nutrientes necesarios para el buen funcionamiento del hígado.

Práctica: Incluir una amplia gama de frutas, verduras, granos enteros, proteínas magras y grasas saludables en la dieta.

Evidencia Científica: Las investigaciones han demostrado que una dieta variada y rica en nutrientes puede ayudar a prevenir enfermedades como el hígado graso no alcohólico y la cirrosis.

2. Consumir Alimentos Ricos en Antioxidantes

FUNDAMENTO: Los antioxidantes protegen las células del hígado del daño causado por los radicales libres.

Práctica: Incorporar alimentos como bayas, nueces, semillas y vegetales de hojas verdes.

Evidencia Científica: Estudios han encontrado que los antioxidantes pueden reducir el estrés oxidativo y mejorar la función hepática.

. . .

3. Limitar el Consumo de Alcohol

FUNDAMENTO: El alcohol puede dañar las células hepáticas y exacerbar problemas hepáticos.

Práctica: Reducir o evitar el consumo de alcohol.

Evidencia Científica: Numerosos estudios han correlacionado el consumo excesivo de alcohol con un mayor riesgo de enfermedades hepáticas.

4. Evitar Alimentos y Bebidas Azucaradas

Fundamento: El exceso de azúcar, especialmente en forma de fructosa, está asociado con el desarrollo de hígado graso.

Práctica: Reducir el consumo de dulces, refrescos y jugos azucarados.

Evidencia Científica: Investigaciones indican que una dieta alta en azúcar puede contribuir al desarrollo de hígado graso no alcohólico.

5. Moderar el Consumo de Grasas Saturadas y Trans

FUNDAMENTO: Las grasas saturadas y trans pueden contribuir a la acumulación de grasa en el hígado.

Práctica: Limitar alimentos como carnes grasas, productos lácteos enteros y comidas rápidas.

Evidencia Científica: Estudios han mostrado una relación

entre el consumo de estas grasas y el deterioro de la salud hepática.

6. Aumentar la Ingesta de Fibra

FUNDAMENTO: La fibra ayuda en la digestión y puede reducir la carga en el hígado.

Práctica: Consumir alimentos ricos en fibra como granos enteros, legumbres, frutas y verduras.

Evidencia Científica: La fibra se ha asociado con un menor riesgo de enfermedades hepáticas y mejora en la función hepática.

7. Mantener un Peso Corporal Saludable

FUNDAMENTO: El sobrepeso u obesidad incrementa el riesgo de enfermedades hepáticas, como el hígado graso no alcohólico.

Práctica: Adoptar una dieta equilibrada y realizar ejercicio regularmente para mantener un peso saludable.

Evidencia Científica: La pérdida de peso se ha demostrado efectiva en la mejora de la salud hepática en personas con hígado graso no alcohólico.

. . .

AHORA, **entremos en 3 de los habitos mas relevantes y veamoslos en profundidad:**

DE LOS SIETE hábitos dietéticos esenciales para mejorar la función hepática, tres de ellos son particularmente cruciales. Vamos a explorarlos más a fondo para brindar una comprensión clara y profunda.

1. Limitar el Consumo de Alcohol

POR QUÉ ES IMPORTANTE: El hígado es el principal órgano encargado de metabolizar el alcohol. El consumo excesivo de alcohol puede causar daño hepático crónico, llevando a condiciones como la cirrosis y el hígado graso alcohólico. Cuando se consume alcohol, el hígado prioriza su procesamiento y metabolización, lo que puede interrumpir otras funciones metabólicas esenciales.

EVIDENCIA CIENTÍFICA: Numerosos estudios han establecido una relación directa entre el consumo excesivo de alcohol y el desarrollo de enfermedades hepáticas. La Asociación Estadounidense para el Estudio de Enfermedades del Hígado recomienda la moderación o abstinencia completa del alcohol como una medida preventiva clave contra la enfermedad hepática alcohólica.

. . .

Implementación Práctica: Para individuos saludables, seguir las directrices de consumo moderado de alcohol es esencial. Para aquellos en un régimen de ayuno intermitente, es importante evitar el consumo de alcohol durante las horas de ayuno, y ser conscientes de la cantidad consumida durante las ventanas de alimentación.

2. Evitar Alimentos y Bebidas Azucaradas

Por Qué es Importante: El exceso de azúcar, especialmente la fructosa, puede sobrecargar el hígado y contribuir al desarrollo de hígado graso no alcohólico. La fructosa se metaboliza directamente en el hígado, donde puede convertirse en grasa y causar inflamación.

Evidencia Científica: Investigaciones han demostrado que una dieta alta en fructosa está asociada con un aumento en la grasa hepática y un mayor riesgo de enfermedad hepática. Limitar los azúcares añadidos es una estrategia clave en la prevención del hígado graso.

Implementación Práctica: Durante el ayuno intermitente, es importante enfocarse en alimentos integrales y naturales durante las ventanas de alimentación, evitando refrescos, dulces y jugos azucarados. Optar por frutas enteras en lugar de jugos es una manera eficaz de controlar la ingesta de azúcar.

3. Aumentar la Ingesta de Fibra

POR QUÉ ES IMPORTANTE: La fibra juega un papel crucial en la digestión y puede ayudar a reducir la carga en el hígado. Favorece el tránsito intestinal y la eliminación regular de desechos, incluidas las toxinas que el hígado ha procesado.

EVIDENCIA CIENTÍFICA: Estudios han encontrado que una dieta rica en fibra está asociada con un menor riesgo de enfermedades hepáticas y puede mejorar la función hepática. La fibra también ayuda a regular el azúcar en la sangre y los niveles de colesterol, reduciendo así el riesgo de hígado graso.

IMPLEMENTACIÓN PRÁCTICA: Incluir una variedad de fuentes de fibra, como verduras, frutas, legumbres y granos enteros, en las comidas durante las ventanas de alimentación del ayuno intermitente. Esto no solo apoya la salud hepática sino que también contribuye a la saciedad y control del peso.

Estos tres hábitos dietéticos - limitar el consumo de alcohol, evitar alimentos y bebidas azucaradas, y aumentar la ingesta de fibra - son fundamentales para mantener un hígado saludable y mejorar su función. Implementar estos cambios en el contexto de un régimen de ayuno intermitente puede requerir planificación y moderación, pero los beneficios potenciales para la salud hepática son significativos. Recordemos que una aproximación equilibrada y sostenible es la clave para el éxito a largo plazo en la mejora de la función hepática.

5

INTEGRACIÓN DEL AYUNO INTERMITENTE Y LA LIMPIEZA HEPÁTICA

L a integración del ayuno intermitente con la limpieza hepática es una estrategia que puede potenciar los beneficios para la salud del hígado. Esta combinación busca aprovechar los periodos de ayuno para maximizar la capacidad natural del hígado de regenerarse y desintoxicarse, al tiempo que se apoya con una nutrición adecuada durante las ventanas de alimentación.

Estrategias Eficaces para la Integración

Elección del Método de Ayuno Intermitente Adecuado:

Opciones: Métodos como el 16/8 (16 horas de ayuno y una ventana de alimentación de 8 horas) o el 5:2 (dos días de ayuno moderado a la semana) pueden ser efectivos.

Razón: Elegir un método que se adapte al estilo de vida individual y a las necesidades de salud es crucial para la sostenibilidad y la eficacia del ayuno.

Alimentación Focalizada Durante las Ventanas de Alimentación:

Enfoque en Alimentos que Apoyan la Salud Hepática: Incluir alimentos como verduras de hoja verde, frutas ricas en antioxidantes, granos integrales, proteínas magras y grasas saludables.

Evitar Alimentos Nocivos: Limitar o evitar el alcohol, los alimentos procesados y los azúcares refinados durante las ventanas de alimentación.

Hidratación Adecuada:

Importancia: Mantenerse bien hidratado es crucial, especialmente durante los periodos de ayuno. El agua ayuda en los procesos de desintoxicación y metabolismo del hígado.

Práctica: Beber suficiente agua a lo largo del día, incluso durante las horas de ayuno.

Inclusión de Suplementos y Hierbas de Apoyo Hepático:

Suplementos como el Cardo Mariano y la Cúrcuma: Pueden ser incluidos para apoyar la salud del hígado, pero siempre bajo supervisión médica.

Momento de Consumo: Tomarlos durante las ventanas de alimentación para maximizar la absorción y eficacia.

Beneficios de Combinar Ayuno Intermitente y Limpieza Hepática

Mejora de la Función Hepática:

El ayuno intermitente puede ayudar a reducir la grasa hepática y mejorar la resistencia a la insulina, lo cual es beneficioso para la salud del hígado.

La nutrición focalizada durante las ventanas de alimentación apoya directamente la función hepática.

Potenciación de la Desintoxicación Natural:

Durante el ayuno, el cuerpo se inclina hacia procesos naturales de desintoxicación y reparación celular, como la autofagia.

Una dieta adecuada durante las ventanas de alimentación proporciona los nutrientes necesarios para apoyar estos procesos.

. . .

Mejora General de la Salud y el Bienestar:

La combinación de ayuno intermitente y limpieza hepática puede conducir a una mejor salud digestiva, niveles de energía más altos y un mejor manejo del peso.

La reducción de la carga tóxica y la mejora de la función hepática tienen un impacto positivo en la salud general.

Integrar el ayuno intermitente con prácticas de limpieza hepática puede ser una estrategia efectiva para mejorar la salud del hígado y el bienestar general. Es importante adoptar un enfoque personalizado y equilibrado, teniendo en cuenta las necesidades y circunstancias individuales de salud. Además, es crucial consultar con un profesional de la salud antes de realizar cambios significativos en la dieta o el estilo de vida, especialmente si existen condiciones médicas preexistentes. La clave está en la moderación, la consistencia y el enfoque holístico para obtener los máximos beneficios de esta combinación.

Combinación Segura y Efectiva

Combinación Segura y Efectiva del Ayuno Intermitente con la Limpieza Hepática

La combinación del ayuno intermitente con la limpieza hepática puede ser una estrategia poderosa para mejorar la salud del hígado, pero debe realizarse de manera segura y efectiva. Aquí se presentan tres métodos claves para integrar estas prácticas de forma beneficiosa.

1. Sincronización Adecuada entre Ayuno y Nutrición

ENFOQUE: La clave para una combinación efectiva es la correcta sincronización entre los periodos de ayuno y las ventanas de alimentación. Esta sincronización puede maximizar los beneficios del ayuno mientras se proporciona al hígado los nutrientes necesarios durante las ventanas de alimentación.

IMPLEMENTACIÓN PRÁCTICA:

DURANTE EL AYUNO: Mantener un enfoque en la hidratación. Beber agua, té de hierbas o caldos bajos en calorías puede ayudar a mantener el cuerpo hidratado sin interrumpir el estado de ayuno.

Durante las ventanas de alimentación: Consumir alimentos que apoyan la salud hepática, como verduras de hoja verde, frutas ricas en antioxidantes, granos integrales y proteínas magras.

Beneficios: Esta estrategia asegura que el hígado reciba el apoyo nutricional necesario después de un período de ayuno, optimizando la desintoxicación y la reparación celular.

· · ·

2. Integración de Suplementos Hepáticos Durante las Ventanas de Alimentación

Enfoque: Utilizar suplementos que apoyen la función hepática, como el cardo mariano o la cúrcuma, pero hacerlo de manera que se alinee con las ventanas de alimentación del ayuno intermitente.

IMPLEMENTACIÓN PRÁCTICA:

TOMAR suplementos justo antes o con las comidas durante la ventana de alimentación para mejorar la absorción y eficacia.

Elegir suplementos de alta calidad y, preferentemente, bajo la recomendación de un profesional de la salud.

Beneficios: Los suplementos tomados en el momento adecuado pueden complementar la dieta y apoyar aún más la función y la desintoxicación hepática, sin comprometer los beneficios del ayuno.

3. Adaptación Gradual y Monitoreo

ENFOQUE: Comenzar con un enfoque gradual y monitorear las respuestas del cuerpo para ajustar la combinación de ayuno intermitente y limpieza hepática según sea necesario.

. . .

Implementación Práctica:

Comenzar con formas más leves de ayuno intermitente, como el método 12/12 (12 horas de ayuno y una ventana de alimentación de 12 horas) y observar cómo responde el cuerpo.

Ajustar gradualmente la duración del ayuno y la composición de la dieta según las necesidades y reacciones individuales.

Prestar atención a las señales del cuerpo, como los niveles de energía, la digestión y el bienestar general.

Beneficios: Este enfoque permite que el cuerpo se adapte al ayuno y a la limpieza hepática de manera progresiva, minimizando el riesgo de efectos adversos y maximizando los beneficios potenciales para la salud hepática.

Integrar de manera segura y efectiva el ayuno intermitente con la limpieza hepática requiere un enfoque equilibrado que considere la sincronización, la nutrición adecuada y la adaptación gradual. Al prestar atención a las necesidades individuales y responder a las señales del cuerpo, se puede lograr un equilibrio que promueva la salud hepática y el bienestar general. Es esencial recordar que cualquier cambio significativo en la dieta o en el estilo de vida, especialmente aquellos relacionados con la salud, deben ser discutidos y supervisados por un profesional de la salud.

Planes y Recomendaciones

Planes y Recomendaciones para la Integración del Ayuno Intermitente y la Limpieza Hepática

Integrar el ayuno intermitente con la limpieza hepática requiere un enfoque cuidadoso y bien planificado. Aquí se presentan cinco planes y recomendaciones detallados para facilitar esta integración de manera efectiva y segura.

1. Plan de Iniciación Progresiva al Ayuno Intermitente

Descripción: Comenzar con un ayuno intermitente ligero y aumentar gradualmente la duración del ayuno.

IMPLEMENTACIÓN:

SEMANA 1-2: Comenzar con un ayuno de 12 horas (por ejemplo, de 7 p.m. a 7 a.m.).

Semana 3-4: Incrementar a 14 horas de ayuno.

Semana 5 en adelante: Moverse hacia un ayuno de 16 horas, si se siente cómodo.

Beneficios: Este enfoque gradual permite que el cuerpo se adapte al ayuno intermitente, minimizando el riesgo de malestar y maximizando la tolerancia al ayuno.

. . .

2. Plan de Dieta para la Ventana de Alimentación

DESCRIPCIÓN: Centrarse en una dieta rica en nutrientes durante las ventanas de alimentación para apoyar la limpieza hepática.

IMPLEMENTACIÓN:

INCLUIR ABUNDANTES VERDURAS, especialmente de hoja verde, y frutas frescas.

Elegir proteínas magras como pescado, pollo o legumbres.

Añadir grasas saludables como aguacate, nueces y aceite de oliva.

Minimizar alimentos procesados, azúcares refinados y grasas saturadas.

Beneficios: Esta dieta proporciona los nutrientes esenciales para apoyar la función hepática y facilitar la desintoxicación.

3. Recomendaciones de Suplementación Cuidadosa

DESCRIPCIÓN: Incluir suplementos que apoyen la salud hepática de manera consciente.

.   .   .

IMPLEMENTACIÓN:

CONSULTAR a un profesional de la salud antes de añadir suplementos.

Considerar suplementos como el cardo mariano, la cúrcuma y el diente de león.

Tomar suplementos con las comidas durante las ventanas de alimentación para mejorar la absorción.

Beneficios: Los suplementos adecuados pueden complementar la dieta y mejorar la salud del hígado.

4. Estrategia de Hidratación Efectiva

DESCRIPCIÓN: Mantener una hidratación adecuada durante todo el día, especialmente durante los períodos de ayuno.

IMPLEMENTACIÓN:

BEBER SUFICIENTE AGUA a lo largo del día. Una buena regla general es beber al menos 8 vasos de agua.

Incluir infusiones de hierbas y caldos bajos en calorías durante el período de ayuno.

Beneficios: La hidratación adecuada es esencial para la función hepática y ayuda en el proceso de desintoxicación.

. . .

5. Plan de Ejercicio Regular

DESCRIPCIÓN: Integrar el ejercicio regular en la rutina para complementar los beneficios del ayuno intermitente y la limpieza hepática.

IMPLEMENTACIÓN:

INCLUIR al menos 30 minutos de actividad física moderada la mayoría de los días de la semana.

Combinar ejercicios cardiovasculares, de fuerza y flexibilidad.

Considerar el momento del ejercicio en relación con las ventanas de alimentación para maximizar la energía y la recuperación.

Beneficios: El ejercicio regular mejora la circulación y el metabolismo, apoyando la función del hígado y la eliminación de toxinas.

IMPLEMENTAR estos planes y recomendaciones puede ser una forma efectiva de integrar el ayuno intermitente con la limpieza hepática, promoviendo la salud del hígado y el bienestar general. Cada aspecto de este enfoque integral contribuye a un sistema de apoyo para la función hepática, desde la nutrición adecuada y la hidratación hasta la suplementación consciente y la actividad física regular. Recordemos que cualquier cambio significativo en la dieta o el estilo de vida debe ser considerado y, si es posible, discutido con un profesional de la salud.

6

PRECAUCIONES Y CONTRAINDICACIONES

P recauciones y Contraindicaciones
La limpieza hepática y el ayuno intermitente son prácticas populares para mejorar la salud, pero es crucial entender que no son adecuadas para todos y pueden requerir precauciones específicas. Este capítulo proporciona una visión general de las precauciones y contraindicaciones más comunes asociadas con estas prácticas.

PRECAUCIONES Y CONTRAINDICACIONES de la Limpieza Hepática

Condiciones Médicas Preexistentes:

. . .

Individuos con trastornos hepáticos, como hepatitis o cirrosis, deben abordar cualquier régimen de limpieza hepática con extremo cuidado y bajo supervisión médica.

Personas con otros problemas de salud, como trastornos renales, enfermedades cardíacas o diabetes, también deben tener precaución.

Embarazo y Lactancia:

La limpieza hepática no se recomienda durante el embarazo o la lactancia, ya que los suplementos y las dietas restrictivas pueden no ser seguros para el bebé.

Medicamentos:

Algunos suplementos utilizados en la limpieza hepática pueden interactuar con medicamentos recetados. Es esencial consultar a un médico antes de iniciar cualquier régimen de suplementos.

Riesgo de Desnutrición:

Dietas extremadamente restrictivas o prolongadas pueden llevar a desequilibrios nutricionales y a la desnutrición.

. . .

PRECAUCIONES Y CONTRAINDICACIONES del Ayuno Intermitente
Condiciones Médicas:

PERSONAS CON DIABETES tipo 1 o tipo 2 deben tener cuidado, ya que el ayuno puede afectar los niveles de glucosa en sangre y la medicación.

Aquellos con un historial de trastornos alimentarios deben evitar el ayuno intermitente, ya que puede desencadenar o exacerbar estos trastornos.

Requerimientos Nutricionales Especiales:

ADOLESCENTES, personas con altas demandas energéticas y aquellos con ciertas condiciones de salud pueden requerir una ingesta nutricional constante y no deben practicar el ayuno intermitente.

EMBARAZO Y LACTANCIA:

AL IGUAL que con la limpieza hepática, el ayuno intermitente no es recomendable durante el embarazo o la lactancia debido a las necesidades nutricionales elevadas durante estos periodos.

MEDICAMENTOS:

. . .

ALGUNOS MEDICAMENTOS REQUIEREN SER TOMADOS con alimentos, lo cual puede ser incompatible con el ayuno intermitente. Consultar con un médico es crucial.

RIESGO DE HIPOGLUCEMIA:

PARA PERSONAS susceptibles a bajos niveles de azúcar en sangre, el ayuno intermitente puede aumentar el riesgo de hipoglucemia, especialmente si no se realiza correctamente.

TANTO LA LIMPIEZA hepática como el ayuno intermitente pueden ofrecer beneficios para la salud, pero es esencial abordarlos con un conocimiento completo de las posibles precauciones y contraindicaciones. La seguridad y la salud deben ser siempre la prioridad. Para aquellos con condiciones de salud preexistentes, embarazo, lactancia o en tratamiento médico, es crucial consultar a un profesional de la salud antes de iniciar cualquiera de estas prácticas. Además, es importante recordar que la moderación y el enfoque equilibrado son fundamentales; extremos en la dieta o el ayuno raramente son beneficiosos y pueden ser perjudiciales. Mantenerse informado y seguro es la mejor manera de aprovechar los potenciales beneficios de estas prácticas para la salud.

· · ·

Riesgos Potenciales

Riesgos Potenciales en la Limpieza Hepática y el Ayuno Intermitente

Tanto la limpieza hepática como el ayuno intermitente pueden ofrecer beneficios, pero también conllevan riesgos potenciales. Es crucial estar consciente de estos riesgos y saber cómo mitigarlos. Aquí detallamos cinco riesgos potenciales y ofrecemos soluciones y precauciones para cada uno.

1. Desbalance Nutricional

Descripción del Riesgo: Tanto en la limpieza hepática como en el ayuno intermitente, existe el riesgo de no obtener suficientes nutrientes esenciales, lo que puede llevar a deficiencias nutricionales.

Soluciones y Precauciones:

Planifica cuidadosamente las comidas para asegurar una ingesta equilibrada de macro y micronutrientes.

NOTA: Considera la consulta con un nutricionista o dietista para crear un plan de alimentación equilibrado.

· · ·

2. Problemas Digestivos

DESCRIPCIÓN DEL RIESGO: Cambios drásticos en la dieta o en los patrones de alimentación pueden causar problemas digestivos como estreñimiento, hinchazón o diarrea.

Soluciones y Precauciones:

Introducir cambios dietéticos gradualmente para permitir que el sistema digestivo se ajuste.

Asegurar una adecuada ingesta de fibra y mantenerse bien hidratado.

3. Efectos en el Metabolismo de la Glucosa

DESCRIPCIÓN DEL RIESGO: El ayuno intermitente puede afectar los niveles de azúcar en sangre, lo cual es una preocupación particular para personas con diabetes o resistencia a la insulina.

Soluciones y Precauciones:

Monitorea los niveles de glucosa en sangre regularmente.

NOTA: Consulta con un médico antes de comenzar un régimen de ayuno, especialmente si se tienen condiciones preexistentes relacionadas con el metabolismo de la glucosa.

4. Riesgo de Desórdenes Alimenticios

. . .

Descripción del Riesgo: La restricción de alimentos y el ayuno pueden desencadenar o exacerbar desórdenes alimenticios en algunas personas.

Soluciones y Precauciones:

Estar atento a las señales de comportamientos alimentarios insalubres.

NOTA: Busca ayuda profesional si surgen preocupaciones sobre la relación con la comida.

5. Interacciones con Medicamentos

Descripción del Riesgo: El ayuno intermitente y algunos suplementos utilizados en la limpieza hepática pueden interactuar con ciertos medicamentos.

Soluciones y Precauciones:

Consulta con un médico o farmacéutico sobre posibles interacciones entre los medicamentos prescritos y el régimen de ayuno o suplementos.

IMPORTANTE: Ajusta la medicación o el régimen de suplementos según sea necesario bajo orientación profesional.

Conclusiones:

La adopción de prácticas de limpieza hepática y ayuno intermitente debe hacerse con cuidado, considerando los riesgos potenciales y tomando las medidas necesarias para mitigarlos. Un enfoque informado y equilibrado, que priorice la seguridad y la salud general, es esencial. La supervisión y el asesoramiento de profesionales de la salud son invaluables en este proceso, asegurando que estas prácticas se realicen de manera que apoyen y no perjudiquen la salud.

Cuándo Consultar a un Profesional

En el contexto de la limpieza hepática y el ayuno intermitente, la consulta con un profesional de la salud no es solo una recomendación, sino a menudo una necesidad. Esta sección final del capítulo se enfoca en destacar situaciones específicas y señales que indican cuándo es esencial buscar orientación profesional.

1. Antes de Comenzar un Régimen Nuevo

Razón para Consultar: Tanto la limpieza hepática como el ayuno intermitente pueden tener impactos significativos en el cuerpo. Es crucial obtener una evaluación profesional, especialmente si se tiene una condición de salud preexistente.

Qué Esperar: Un profesional de la salud puede evaluar el estado actual de salud, revisar historiales médicos, y ofrecer orientación personalizada.

. . .

2. Si Existen Condiciones Médicas Preexistentes

Razón para Consultar: Condiciones como diabetes, enfermedades hepáticas, trastornos alimenticios, enfermedades cardíacas o problemas renales pueden complicar la práctica segura del ayuno intermitente y la limpieza hepática.

Qué Esperar: Un médico puede aconsejar sobre la seguridad de estas prácticas y realizar ajustes necesarios en los tratamientos actuales.

3. Durante el Embarazo o la Lactancia

Razón para Consultar: El embarazo y la lactancia son períodos críticos donde las necesidades nutricionales cambian drásticamente.

Qué Esperar: Un profesional puede guiar sobre cómo mantener una nutrición óptima para la madre y el bebé, y si ciertas prácticas como el ayuno intermitente son seguras.

4. Al Experimentar Efectos Secundarios Negativos

Razón para Consultar: Si se presentan síntomas como fatiga extrema, mareos, problemas digestivos o cambios significativos en el peso, es importante buscar asesoramiento médico.

Qué Esperar: Un profesional puede determinar si estos síntomas están relacionados con las prácticas de ayuno o limpieza hepática y sugerir ajustes o tratamientos.

5. Si Se Está Tomando Medicación Regular

Razón para Consultar: Algunos medicamentos pueden requerir ser tomados con alimentos o pueden interactuar con suplementos utilizados en la limpieza hepática.

Qué Esperar: Un profesional de la salud puede ofrecer consejos sobre cómo coordinar el ayuno intermitente con el régimen de medicación y revisar cualquier interacción potencial con suplementos.

6. Al Considerar Suplementos para la Limpieza Hepática

Razón para Consultar: La eficacia y seguridad de muchos suplementos pueden variar, y algunos pueden tener efectos secundarios o interactuar con medicamentos.

Qué Esperar: Un médico o un dietista/nutricionista puede recomendar suplementos seguros y efectivos basados en evidencia científica.

Consultar a un profesional de la salud antes y durante la práctica del ayuno intermitente y la limpieza hepática es crucial para garantizar que estas prácticas se realicen de manera segura y efectiva. Profesionales calificados pueden proporcionar orientación personalizada, mitigar riesgos y asegurar que estas prácticas se alineen con las necesidades y objetivos de salud individuales. Recordemos que la prevención y la cautela son fundamentales en cualquier enfoque relacionado con la salud y el bienestar.

7

CASOS DE ESTUDIO Y TESTIMONIOS

En este capítulo, exploramos casos de estudio y testimonios que ilustran cómo el ayuno intermitente y la limpieza hepática han contribuido positivamente a la salud y el bienestar de diversas personas. Estos relatos ofrecen una perspectiva práctica sobre la implementación y los resultados de estas prácticas.

1. Caso de Pérdida de Peso y Mejora en la Salud Hepática

PERFIL: Hombre de 45 años con sobrepeso y diagnóstico preliminar de hígado graso.

Práctica: Adoptó el ayuno intermitente 16/8 junto con una dieta rica en verduras, frutas y proteínas magras.

Resultado: Perdió 20 kg en 6 meses y mejoró significativamente sus marcadores hepáticos.

2. Caso de Mejora en la Energía y Bienestar General

PERFIL: Mujer de 30 años con fatiga crónica y problemas digestivos.

Práctica: Comenzó con ayuno intermitente y eliminó alimentos procesados y azúcares de su dieta.

Resultado: Reportó un aumento notable en sus niveles de energía y una mejor función digestiva después de 3 meses.

3. Caso de Reversión de Resistencia a la Insulina

PERFIL: Mujer de 55 años con prediabetes y resistencia a la insulina.

Práctica: Implementó ayuno intermitente 5:2 y ajustó su dieta para incluir más fibra y menos carbohidratos refinados.

Resultado: Mejoró su sensibilidad a la insulina y redujo su A1C en un plazo de 4 meses.

4. Caso de Mejora en Marcadores de Salud Hepática

. . .

PERFIL: Hombre de 50 años con niveles elevados de enzimas hepáticas.

Práctica: Incorporó una limpieza hepática suave con énfasis en alimentos desintoxicantes y redujo su consumo de alcohol.

Resultado: Sus pruebas hepáticas mostraron una mejora notable después de 5 meses.

5. Caso de Pérdida de Peso y Aumento de la Vitalidad

PERFIL: Mujer de 35 años con obesidad y baja energía.

Práctica: Comenzó con un régimen de ayuno intermitente 16/8 y cambió a una dieta mediterránea.

Resultado: Perdió 15 kg en 6 meses y reportó sentirse más vital y activa.

6. Caso de Recuperación de Problemas Digestivos

PERFIL: Hombre de 40 años con indigestión crónica y reflujo ácido.

Práctica: Implementó ayuno intermitente y ajustó su dieta para incluir menos alimentos irritantes y más alimentos alcalinos.

Resultado: Reportó una disminución significativa en los síntomas de reflujo y mejor digestión.

. . .

7. Caso de Mejora en la Salud General y Reducción del Estrés

PERFIL: Mujer de 28 años con estrés crónico y problemas de salud menores frecuentes.

Práctica: Inició el ayuno intermitente junto con la práctica de yoga y meditación.

Resultado: Experimentó una reducción en su nivel de estrés y una mejora en su estado de salud general.

NOTA: Estos casos de estudio y testimonios resaltan cómo el ayuno intermitente y la limpieza hepática, cuando se implementan de manera informada y consciente, pueden tener un impacto significativo en la salud y el bienestar. Si bien cada individuo es único y los resultados pueden variar, estas historias proporcionan evidencia anecdótica de los potenciales beneficios de estas prácticas. Sin embargo, es importante recordar que deben ser adaptadas a las circunstancias individuales y siempre es recomendable buscar la guía de un profesional de la salud antes de iniciar cambios significativos en la dieta o el estilo de vida.

ANÁLISIS de los Casos mas relevantes

Desarrollo Extendido de Casos de Estudio Seleccionados

Vamos a profundizar en cuatro de los casos mencionados anteriormente, explorando con más detalle las estrategias y cambios específicos que ayudaron a estas personas a lograr sus objetivos de salud.

Caso 1: **Pérdida de Peso y Mejora en la Salud Hepática**

Perfil: Hombre de 45 años con sobrepeso y hígado graso.

Estrategias Implementadas:

Ayuno Intermitente 16/8: Ayunaba durante 16 horas al día, lo que limitaba su ingesta de alimentos a una ventana de 8 horas. Este enfoque redujo su ingesta calórica total y mejoró su sensibilidad a la insulina.

Dieta Nutritiva: Cambió a una dieta rica en vegetales, frutas, proteínas magras y grasas saludables. Evitó alimentos procesados, azúcares refinados y redujo significativamente el consumo de alcohol.

Resultado: La combinación de ayuno intermitente con una dieta saludable llevó a una pérdida de peso sostenida de 20 kg en 6 meses. Además, los exámenes mostraron mejoras significativas en sus marcadores hepáticos, indicando una reducción del hígado graso.

. . .

Caso 2: Mejora en la Energía y Bienestar General

Perfil: Mujer de 30 años con fatiga crónica y problemas digestivos.

Estrategias Implementadas:

Ayuno Intermitente Moderado: Empleó un método menos riguroso de ayuno intermitente, optando por un ayuno de 14 horas. Esto fue suficiente para mejorar su digestión sin causar estrés adicional a su cuerpo.

Dieta Limpia y Equilibrada: Eliminó alimentos procesados y azúcares, centrando su dieta en alimentos integrales, lo que ayudó a mejorar su función digestiva y reducir la inflamación.

Resultado: Reportó un aumento notable en sus niveles de energía y una mejoría en su función digestiva después de 3 meses, lo que le permitió llevar un estilo de vida más activo y satisfactorio.

Caso 3: Reversión de Resistencia a la Insulina

Perfil: Mujer de 55 años con prediabetes y resistencia a la insulina.

Estrategias Implementadas:

Ayuno Intermitente 5:2: Dos días a la semana, limitaba su ingesta calórica a aproximadamente 500-600 calorías, lo que mejoró su sensibilidad a la insulina.

Cambios en la Dieta: Se concentró en una dieta rica en fibra y baja en carbohidratos refinados. Incluyó más verduras, frutas y granos enteros en su alimentación.

Resultado: Mejoró su sensibilidad a la insulina y redujo su A1C en un plazo de 4 meses, lo que disminuyó su riesgo de desarrollar diabetes tipo 2.

Caso 4: Mejora en Marcadores de Salud Hepática

Perfil: Hombre de 50 años con niveles elevados de enzimas hepáticas.

Estrategias Implementadas:

Dieta para la Salud Hepática: Introdujo alimentos conocidos por sus beneficios hepáticos, como el brócoli, las almendras y las espinacas, y redujo su consumo de alcohol.

Suplementación Cuidadosa: Tomó suplementos de cardo mariano y diente de león, conocidos por sus propiedades hepatoprotectoras.

Resultado: Tras 5 meses, las pruebas hepáticas mostraron una mejora notable, indicando una mejor salud hepática.

Estos casos destacan cómo la adopción de estrategias específicas de ayuno intermitente y cambios dietéticos, adaptados a las necesidades y condiciones individuales, pueden llevar a mejoras significativas en la salud y el bienestar. Es crucial recordar que cada individuo es único, y lo que funciona para uno puede no ser aplicable para otro. Por lo tanto, siempre se recomienda la consulta con un profesional de la salud antes de realizar cambios sustanciales en la dieta o el estilo de vida.

8

CONCLUSIÓN Y MOTIVACIÓN PARA UN CAMINO HACIA LA SALUD

Resumen de los Puntos Clave del Libro

¡Has recorrido un camino increíble a lo largo de este libro! Hemos cubierto temas esenciales que son cruciales para tu viaje hacia una vida más saludable. Aquí tienes un resumen de lo que hemos aprendido juntos:

Limpieza Hepática y su Importancia: Aprendimos sobre el papel vital del hígado en nuestra salud y cómo podemos apoyar su funcionamiento óptimo.

Nutrición para un Hígado Saludable: Identificamos alimentos y hábitos que nutren y protegen nuestro hígado, desde verduras de hoja verde hasta la reducción del consumo de alcohol.

INTEGRACIÓN DEL AYUNO Intermitente con la Limpieza Hepática: Vimos cómo combinar estas dos estrategias puede amplificar sus beneficios para nuestra salud.

PRECAUCIONES Y CONTRAINDICACIONES: Discutimos la importancia de abordar estas prácticas con cuidado, especialmente si tienes condiciones médicas preexistentes o necesidades dietéticas específicas.

PARA FINALIZAR

AHORA, quiero que te tomes un momento para reflexionar sobre lo lejos que has llegado. Este viaje de aprendizaje no es solo sobre cambiar lo que comes o cuándo comes; es un viaje hacia un mayor respeto y cuidado por tu cuerpo y tu bienestar. Recuerda, cada pequeño paso que das es una victoria en sí misma. No importa si estás al principio de tu viaje o ya has recorrido un largo camino, lo que realmente importa es que estás haciendo un esfuerzo consciente para mejorar.

·   ·   ·

Quizás te sientas abrumado a veces, y está bien. Cambiar hábitos y adoptar nuevos estilos de vida no es fácil, pero recuerda por qué empezaste. Piensa en la energía renovada, la salud mejorada, y la satisfacción de cuidar de ti mismo. Estás invirtiendo en la persona más importante de tu vida: ¡tú mismo!

No tienes que ser perfecto. Habrá días en los que te desvíes del camino, y eso también está bien. Lo importante es que no te rindas. Cada día es una nueva oportunidad para hacer elecciones saludables. Y no estás solo en esto. Siempre hay apoyo disponible, ya sea de amigos, familiares o profesionales de la salud.

Imagina tu vida en un año, cinco años, diez años si continúas por este camino. Piensa en todo lo que podrás hacer con más energía, en cómo te sentirás al estar más sano y en todo el conocimiento que tendrás para tomar decisiones informadas sobre tu salud. Eres capaz de lograr cambios increíbles, y todo comienza con creer en ti mismo y dar ese primer paso.

Así que respira hondo, sonríe y prepárate para continuar tu viaje hacia una vida más saludable y feliz. ¡Tú puedes hacerlo!

Perspectivas Futuras en la Nutrición y la Salud

Al mirar hacia el futuro de la nutrición y la salud, nos encontramos en un emocionante punto de inflexión. Con los avances en la ciencia y un mayor enfoque en el bienestar integral, el camino que se avecina está lleno de posibilidades y promesas. Aquí exploramos cómo podrían evolucionar estas áreas y qué podrías esperar en los años venideros.

Avances en la Personalización de la Nutrición

Nutrición Basada en la Genética: En el futuro, la nutrición personalizada se volverá más prevalente. La genómica nutricional, que examina cómo los genes afectan la respuesta a los alimentos, puede ofrecer dietas personalizadas que optimicen tu salud.

Tecnología y Nutrición: Los avances tecnológicos permitirán un seguimiento más preciso de la ingesta y la respuesta nutricional. Las aplicaciones y dispositivos portátiles podrán proporcionar recomendaciones personalizadas en tiempo real.

Enfoque en la Salud Intestinal y su Impacto Global

Microbioma como Foco Central: El microbioma intestinal, crucial para la salud general, será un área de interés intensificado. La investigación se centrará en cómo la dieta afecta el microbioma y, a su vez, nuestra salud general y riesgo de enfermedades.

Alimentos Probióticos y Prebióticos: La popularidad y variedad de alimentos diseñados para mejorar la salud intestinal crecerán, ofreciendo opciones más diversificadas para apoyar un microbioma saludable.

Sostenibilidad y Salud

Dietas Sostenibles: Habrá un enfoque creciente en la sostenibilidad en la nutrición. Las dietas que no solo son saludables para los individuos sino también para el planeta, como las que priorizan los alimentos de origen vegetal, ganarán más atención.

Conciencia sobre el Origen de los Alimentos: La trazabilidad y la transparencia en la cadena alimentaria se convertirán en factores más importantes, impulsando un cambio hacia prácticas de producción de alimentos más éticas y sostenibles.

Innovaciones en el Tratamiento y Prevención de Enfermedades

Nutrición en la Medicina Preventiva: La nutrición jugará un papel aún más crítico en la prevención de enfermedades. Un enfoque más holístico de la salud incluirá la nutrición como un pilar fundamental en la prevención y manejo de enfermedades crónicas.

Alimentos Funcionales: El desarrollo de alimentos funcionales, diseñados no solo para nutrir sino también para prevenir enfermedades o mejorar ciertas funciones corporales, se acelerará.

Educación y Conciencia en Nutrición

Mayor Acceso a la Información: La educación en nutrición será más accesible gracias a los medios digitales. Esto empoderará a las personas para tomar decisiones informadas sobre su alimentación y salud.

Enfoque Integral en la Salud: La interconexión entre la mente, el cuerpo y la dieta será un tema predominante. Un enfoque más integrador de la salud se centrará en cómo la nutrición influye en el bienestar físico, mental y emocional.

Conclusión final

Mirando hacia el futuro, podemos esperar un enfoque de salud y nutrición más personalizado, sostenible e integrador. Con la ciencia y la tecnología avanzando rápidamente, el poder para optimizar nuestra salud y bienestar está al alcance. Estos cambios no solo mejorarán la calidad de vida individual, sino que también tendrán un impacto positivo en la salud pública y el medio ambiente.

El FUTURO de la nutrición y la salud es brillante y prometedor, y cada uno de nosotros tiene un papel crucial en moldearlo. **¡Prepárate para ser parte de esta emocionante evolución hacia un mundo más saludable y consciente!**

BONUS: GUÍA DE 30 DÍAS PARA APLICAR EL AYUNO INTERMITENTE CON ÉXITO

Guía de 30 Días para Aplicar el Ayuno Intermitente con Éxito

Esta guía de 30 días está diseñada para ayudarte a implementar el ayuno intermitente (AI) en tu vida diaria, aplicando los conceptos y estrategias discutidos en el libro. Cada semana se enfocará en un aspecto diferente del AI, asegurando una transición suave y efectiva hacia esta práctica.

Semana 1: Introducción y Preparación
Objetivo: Familiarizarte con los principios básicos del Ayuno Intermitente y preparar tu cuerpo y mente para el cambio.

Días 1-4: Investigación y Planificación

Investiga los diferentes métodos de Ayuno (16/8, 5/2, etc.) y decide cuál se adapta mejor a tu estilo de vida.

Planifica tus comidas para la semana. Incluye proteínas magras, carbohidratos complejos y grasas saludables.

Prepara tu entorno eliminando tentaciones y comprando alimentos saludables.

Días 5-7: Inicio Gradual

Comienza con un método de Ayuno Intermitente menos estricto, como el 12/12, para permitir que tu cuerpo se adapte.

Monitorea cómo te sientes. Es normal experimentar algo de hambre, pero no debes sentirte débil o enfermo.

Semana 2: Implementación Completa

Objetivo: Implementar completamente el método de Ayuno elegido y comenzar a integrar un régimen de ejercicios suave.

Días 8-14: Ayuno y Ejercicio

Continúa con el método de AI seleccionado, ajustando según sea necesario.

Introduce ejercicios de baja intensidad como caminatas, yoga o ciclismo ligero.

Enfócate en la hidratación, especialmente durante las horas de ayuno.

Semana 3: Optimización y Ajuste

Objetivo: Optimizar tu enfoque de Ayuno Intermitente y ajustar tu dieta y ejercicio según tus experiencias y objetivos.

Días 15-21: Ajustes y Mejoras

Evalúa tu progreso. Si te sientes bien, considera ajustar tu ventana de ayuno o intensificar tus ejercicios.

Experimenta con diferentes tipos de alimentos en tus ventanas de alimentación para ver qué te funciona mejor.

Mantén un diario de alimentos y sensaciones para seguir tu progreso y hacer ajustes informados.

Semana 4: Consolidación y Planificación a Largo Plazo

Objetivo: Consolidar tus hábitos de Ayuno y planificar para el futuro, asegurando la sostenibilidad a largo plazo.

Días 22-30: Establecimiento y Planificación

Establece un horario regular de ayuno y comidas que puedas mantener a largo plazo.

Incorpora una variedad de ejercicios, incluyendo entrenamiento de fuerza, para mejorar la quema de grasa y el desarrollo muscular.

Planifica para desafíos futuros, como eventos sociales o días de alto estrés, y cómo manejarlos sin desviarte de tu plan de Ayuno Intermitente.

Consejos Generales:

Escucha a tu cuerpo: Si te sientes mal o experimentas efectos secundarios negativos, ajusta tu plan de Ayuno o consulta a un profesional de la salud.

Sé flexible y paciente: El Ayuno Intermitente es un cambio de estilo de vida, y puede llevar tiempo acostumbrarse.

Busca apoyo: Comparte tus experiencias con amigos, familiares o grupos en línea que practiquen el Ayuno Intermitente.

Al finalizar estos 30 días, deberías tener una buena comprensión de cómo funciona el Ayuno Intermitente para ti y cómo puedes continuar con esta práctica de manera efectiva y saludable. Recuerda, el Ayuno Intermitente no es una solución rápida, sino un cambio de estilo de vida que puede ofrecer numerosos beneficios si se practica correctamente y de manera sostenible.

www.ingramcontent.com/pod-product-compliance
Lightning Source LLC
Chambersburg PA
CBHW031437120626
46545CB00006B/2445